Wer »Frag das Orakel« online in eine Suchmaschine tippt, wird auf diversen Seiten über die Antwort seiner Frage staunen. Die meisten davon treffen sogar zu! Weil diese Antwort, gepaart mit der eigenen Willenskraft, fähig ist, Erwartungen zu materialisieren? Möglicherweise ist die Kraft der Seele noch stärker, als die der Gedanken. Denen, die glauben, ist alles möglich.

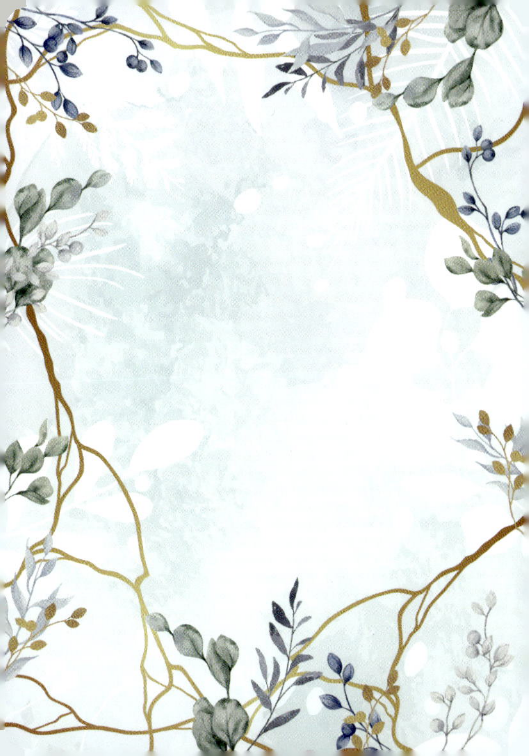

Glücksspiel war während der Rauhnächte verboten. Um zu Geld zu kommen, gab es inbrünstige Anrufungen, auf deren Erfüllung man vergeblich wartete. Erbitte nie etwas indirekt, erbitte es richtig! Bitte nicht um Geld, das Universum braucht direkte Anweisungen. »Ich freue mich auf den Job, der mir gegeben wird.«

Ich erlebe mich bildlich in dieser Jobsituation, bedanke mich, vertraue und lasse los.

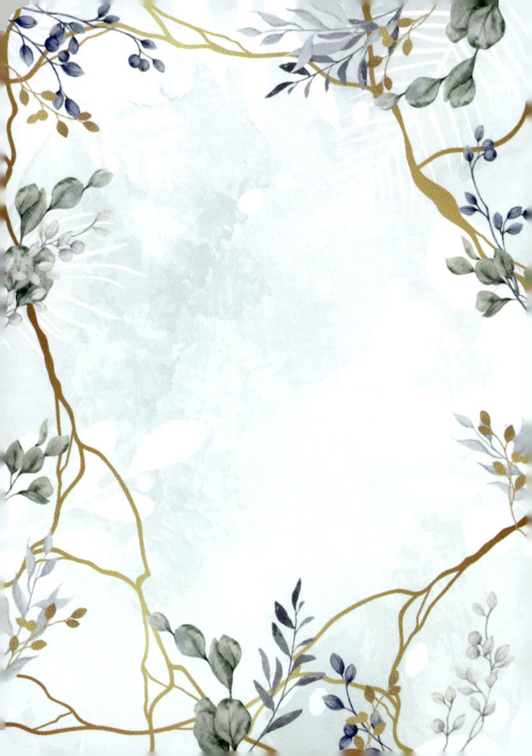

Die Natur ist weise, ich kann so viel von ihr lernen. Vielleicht legt sich gerade Schnee über die Landschaft oder Frost breitet sich über die Wiesen aus. Wird es wärmer, taut es und die Gräser wiegen sich im Wind. Sie geben sich den Gegebenheiten hin. Ganz gleich, wie die Situation ist, die Natur nimmt sie an und beschwert sich nicht.

Und ich?

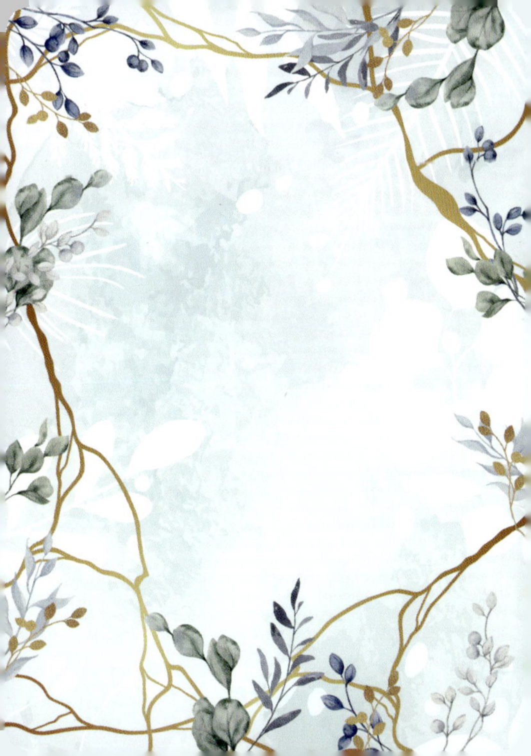

An Hexen und Geister kann man glauben oder nicht. Was man glaubt, wird zur Realität, wenn auch nur zu einer individuellen. Alles, was ich belebe, wird lebendig, weil meine Gedanken es als inneres Bild sichtbar machen. Es existiert in meinem Kopf, in der Wunsch- und Ideenwerkstätte meines Lebens.

Ich achte auf die Qualität meiner Gedanken.

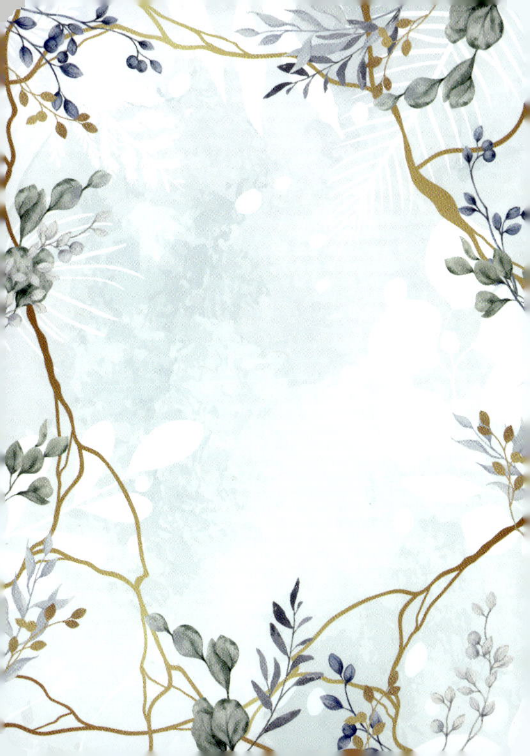

Heute vertreibe ich weder Geister noch Hexen, sondern etwas, was noch mehr Schaden anrichten kann: Gedanken. Auch Krieg beginnt zuerst im Kopf.

Diese Weisheit lasse ich auf mich wirken und bemühe mich, negative Gedanken sein zu lassen und sie niemandem aufzubürden. Achtsamkeit im Denken und im Tun will ich ab sofort umsetzen und leben.

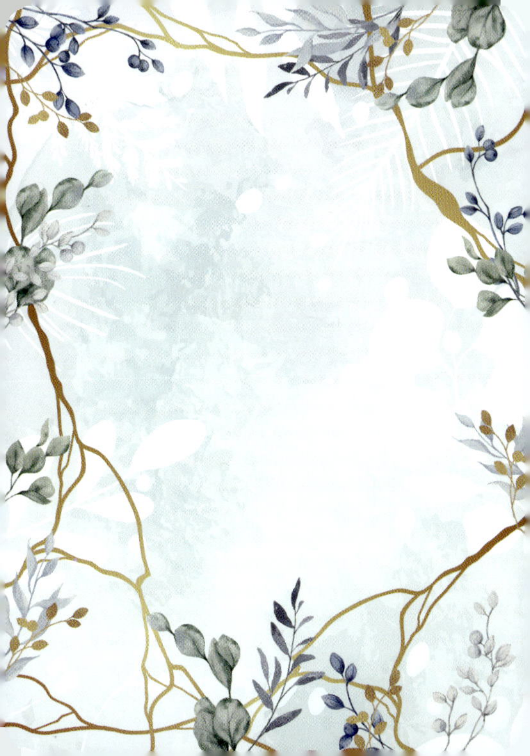

Dass Kinder und Frauen während der 12 Rauhnächte nach Einbruch der Dunkelheit das Haus nicht mehr verlassen sollen, klingt mehr nach einer Drohung als einem alten Brauch. Ich mache aus der Not eine Tugend und drehe den Spieß um: Die Nächte gehören mir!

Ich zelebriere jede einzelne Nacht mit Kerzen, Einkehr und der Erforschung von Überlieferungen und meiner selbst.

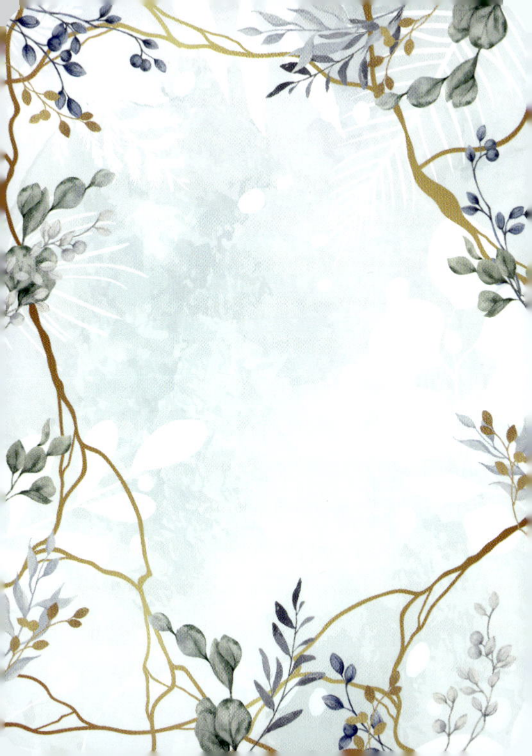

Seit der frühen Neuzeit machen Wahrsagerei und Geisterbeschwörung Furore. Jeder will etwas ausprobieren, was sich weder erklären noch verstehen lässt. Es muss nicht gleich Tischrücken oder ein Vertreibungs- oder Beschwörungsritual sein. Bereits das Deuten von Tarotkarten kann prickelnde Momente bescheren.

Ich lege mir selbst die Karten, schaue in voller Weisheit in ihre Tiefe und lasse mich verzaubern.

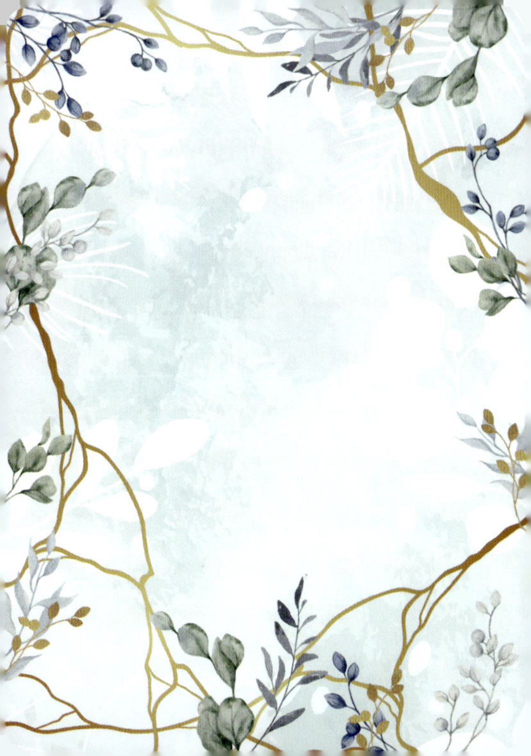

Was will mir das Leben sagen? Was hat mein Kummer mit mir zu tun? Wie kann ich etwas verändern?

Ich nutze die Kraft der Rauhnächte, die mich darin unterstützen, die Antworten in mir zu finden. Ich suche sie nicht, sondern ich lasse mich finden, indem ich mit Offenheit und Unbefangenheit durch den Tag gehe. Ich vertraue darauf, dass die Intuition da ist, weil ich sie sinnvoll einsetzen kann.

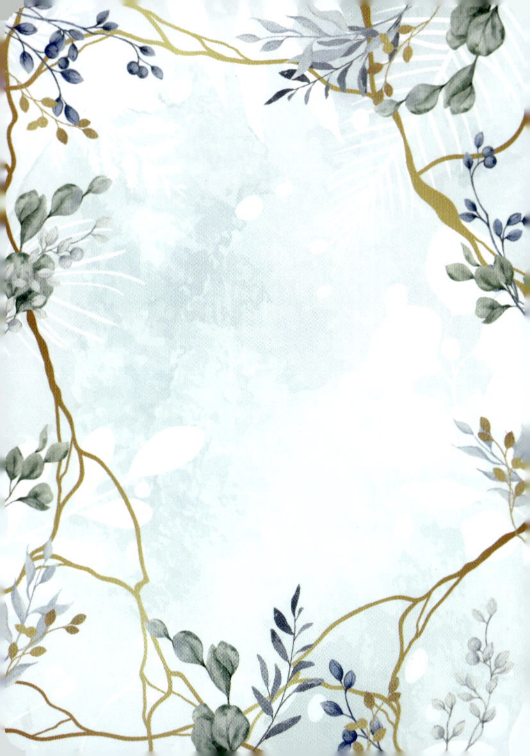

Heute darf ich noch einmal Kind sein und erfahren, wie es sich anfühlt, in weite Gewänder zu schlüpfen und sie als Umarmung zu erleben.

Ich tanze unbeschwert mit einem Tuch oder Schleier durchs Zimmer und nehme die fließenden Bewegungen als Beweglichkeit meiner Seele wahr. Die Hingabe an den Augenblick lässt schwere Gedanken verblassen.

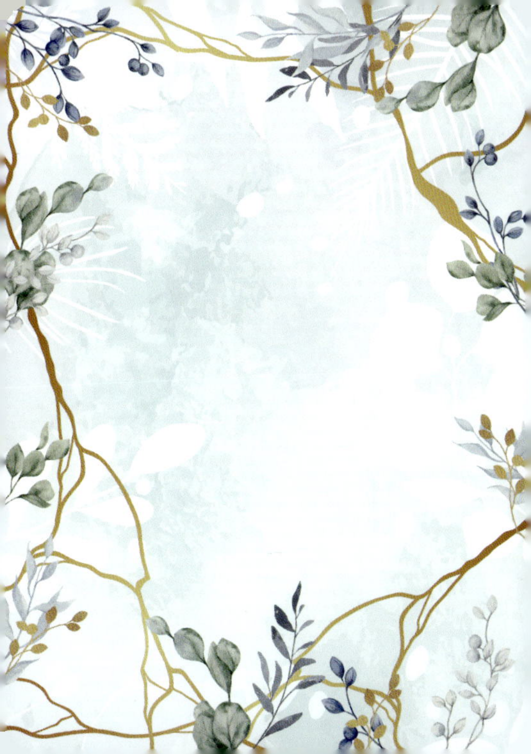

Die Ordnung gilt ebenfalls als ein Attribut der Rauhnächte. Heute überprüfe ich, was ich als Unordnung erachte und warum. Ein Sprichwort besagt, dass in der vermeintlichen Unordnung alles in Ordnung ist. Alles ist gut in der Güte des Lebens.

Ich bemühe mich, nicht ungut zu denken und zu handeln. Nur so lässt sich Unordnung vermeiden.

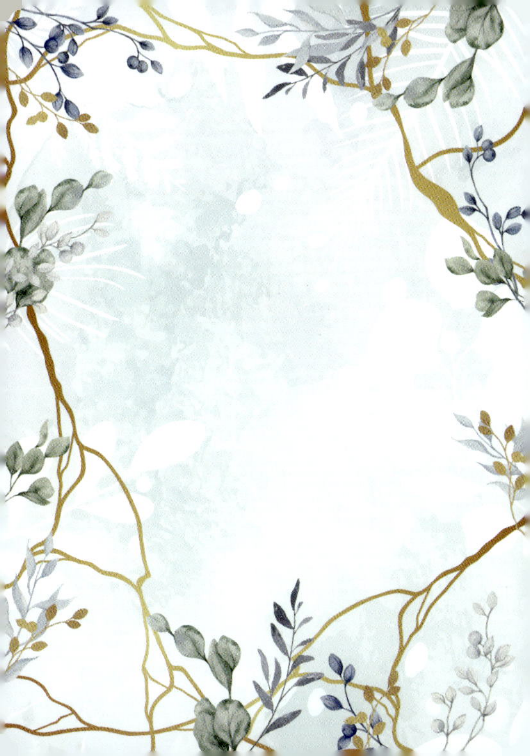

In dieser Zeit der Einkehr werden verborgene Themen und Aufgaben sichtbar, Verletzungen erkannt und ausgeheilt. Danke für diese Erfahrung!

Ich unterstütze diesen Prozess mit bewusstem Ausatmen, indem ich Schwere und Druck wegatme. Ich stoße all das von mir weg, was mich hemmt und belastet. Wird die Rauhnacht zum Tag, segne ich das Leben.

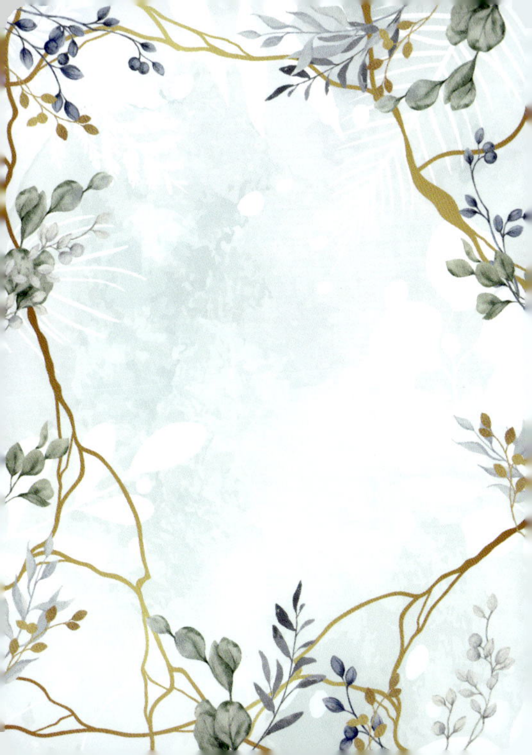

Der Herzschlag der Rauhnächte ist wild. Mein Herzschlag ist rhythmisch und mild. Er zeigt mir, dass das Leben auch ohne mein Zutun funktioniert.

Ich nehme das Klopfen meines Herzens bewusst wahr, lege die Hand auf die Brust und gebe mich diesem Pochen hin. Alles rückt in den Hintergrund. Dabei erkenne ich, dass die Bedeutung der Dinge nur in meiner Aufmerksamkeit liegt.

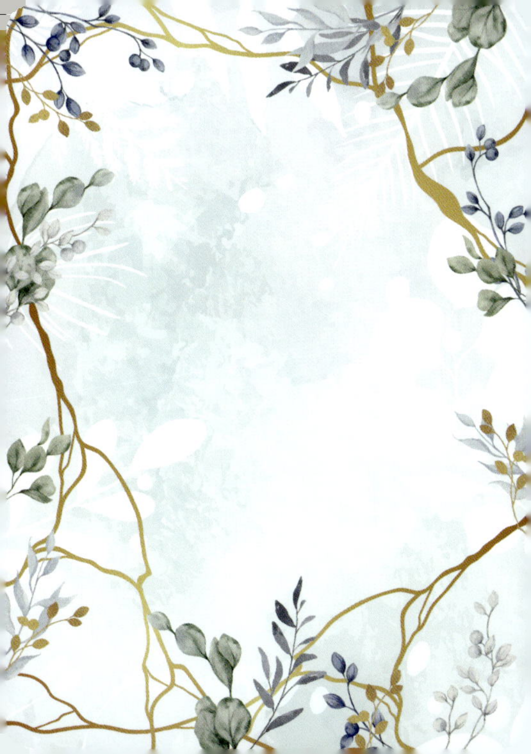

Das unerforschte Innenleben erweckt Tatendrang, wenn Wut oder Schmerz Überhand nehmen. Dann gilt es, mit geschlossenen Augen nach innen zu schauen und mutig die dunklen, verschlossenen Kammern zu beleuchten.

Furchtloses Hinsehen gleicht einem Sonnenstrahl, der die Dunkelheit vertreibt – sowohl im Herzen als auch im Kopf.

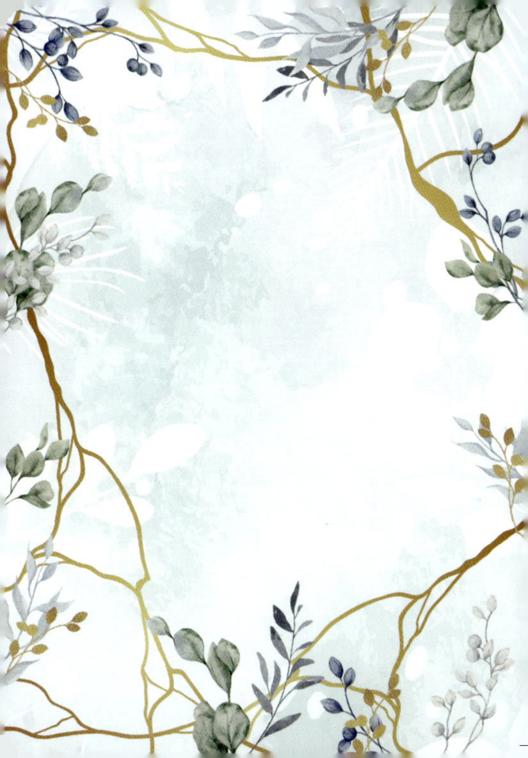

Die Zeit des Wandels lädt uns zur Lebensbilanz ein. Wo stehe ich? Was ändere ich? Diese und weitere Sinnfragen sind alles andere als Zeitverschwendung. Sie helfen uns, große Lebensstürme zu umsegeln und starre Ansichten zu überprüfen.

Ich bin ehrlich zu mir und mache mir nichts vor. Ich sage »Ja« zur Veränderung sowie zum Leben.

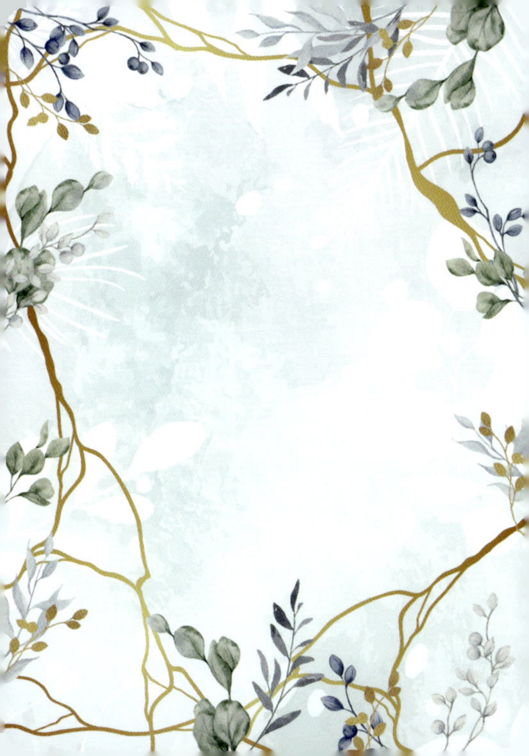

Wie mystisch und wild sind Rauhnächte? An bestimmten Tagen sollen Träume wahr und die Zukunft vorausgesehen werden. Alles nur ein Spuk aus mittelalterlichen Erzählungen oder gar Wirklichkeit?

Ich alleine entscheide, was ich als richtig erachte, und da jeder Standpunkt von individueller Natur ist, liegen hier alle Menschen richtig.

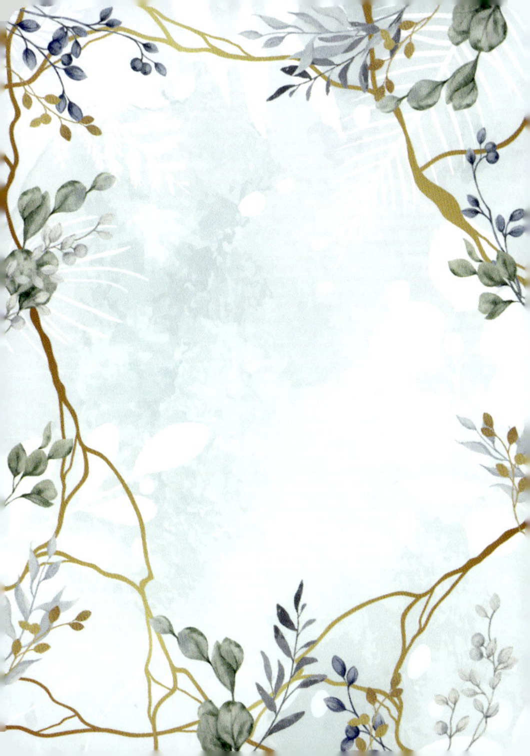

Einer Legende nach lasten zwischenmenschliche Reibereien schwer auf der Seele. Solch bedrückende Zustände beruhen auf Missverständnissen in Auffassung und Kommunikation.

Heute strecke ich frei von Groll und negativen Gedanken jemandem meine versöhnliche Hand entgegen. Wo sonst soll der Friede beginnen, wenn nicht in mir?

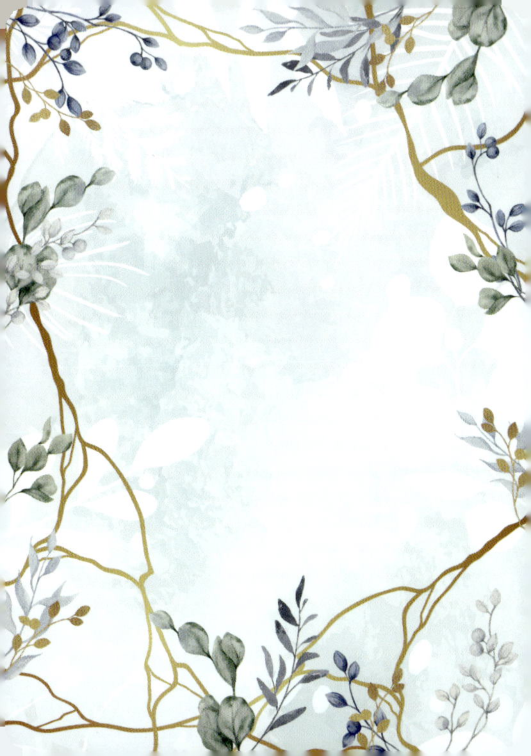

Auch wenn es mir schwer ums Herz ist und ich alles als sinnlos erachte, stecke ich den Kopf nicht in den Sand. Das neue Jahr beginnt auch erst, nachdem das alte beendet ist.

Ich vertraue den Naturkräften, die mir zeigen, dass jedem Sonnenuntergang ein Sonnenaufgang folgt. Was mich jetzt betrübt, existiert schon morgen nur mehr in meiner Erinnerung.

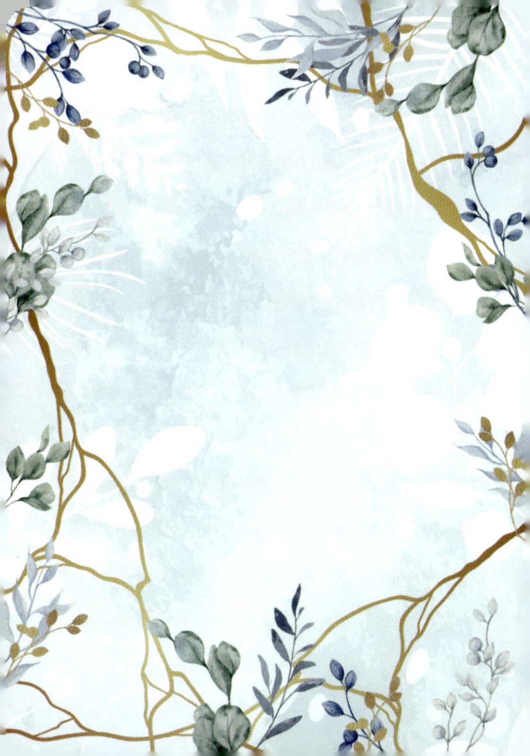

Was bietet sich besser an, als die Rauhnächte in Gesellschaft zu verbringen? Gemeinsam der Natur begegnen, meditieren, bekömmliches Essen genießen, musizieren und singen, Geschichten erzählen, den Körper bewegen oder mit tiefgründigen Inhalten die Seele nähren – um nur einige Inspirationen zu nennen.

Ich halte nach Gleichgesinnten Ausschau, weil geteilte Zeit Herzen verbindet.

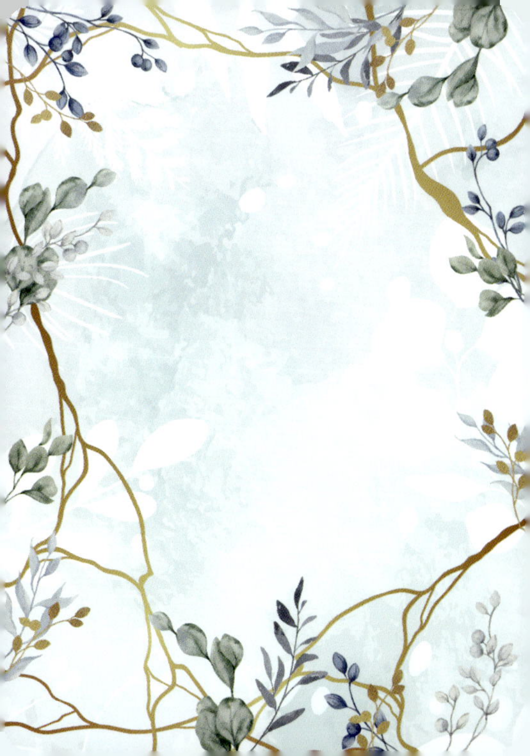

Diesen heidnischen Brauch der Rauhnächte nutze ich für eine der Nächte: Mit Räucherholz oder Salbei reinige ich meine Wohnräume, lüfte sie und lasse den Rauch samt inneren Unklarheiten abziehen. Wenn sich Raum- und Gefühlsklima klären, ist ein Motivationsschub nicht mehr weit.

Ich nutze ihn und schreite zur Tat.

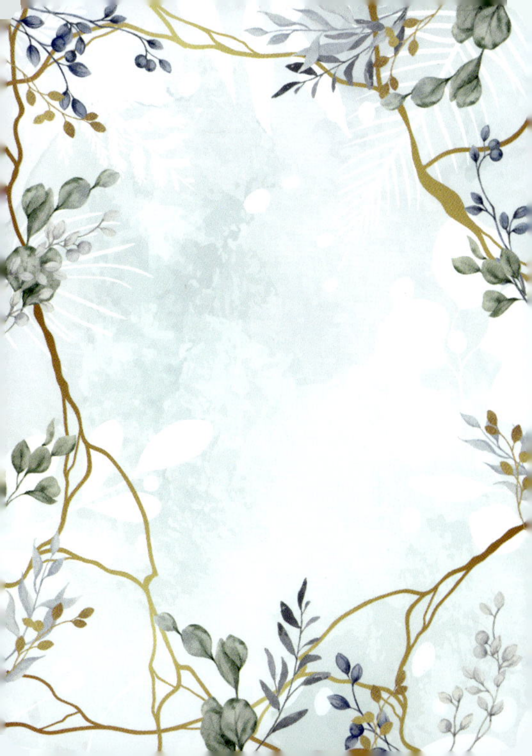

Die Bedeutung der Rauhnächte spiegeln sich auch im Jahreswechsel wider. Ich begrüße das Neue und lasse Vergangenes hinter mir, ohne etwas zu kompensieren. Alles darf sein.

Ich bin bereit, Herausforderungen anzunehmen und zu meistern. Ich hadere nicht und sorge mich nicht, da ich weiß, dass es die Zukunft gut mit mir meint.

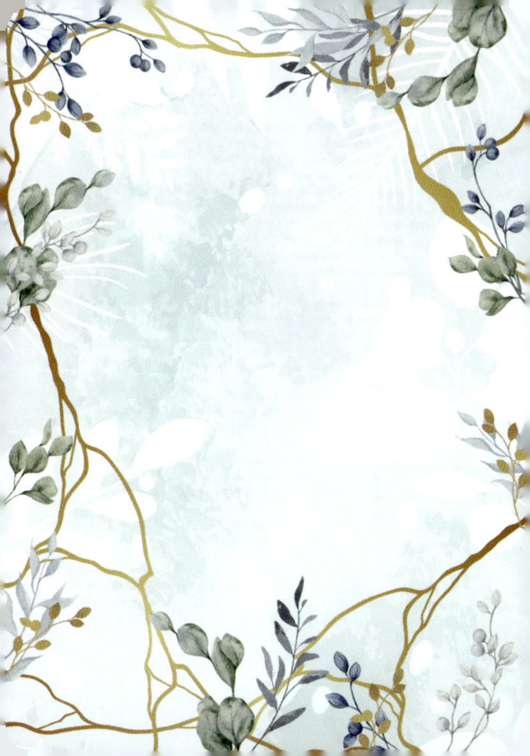

Ich nutze die kürzeren Tage, um mein Äußeres etwas genauer zu betrachten. Ich schaue in den Spiegel und beobachte mich. Was ich sehe, ist lediglich ein Abbild meines Körpers, ein Spiegelbild!

Ich bewerte es nicht. Jede Falte erzählt eine Geschichte, die mich reifen ließ und wertvolle Erfahrungen spiegelt.

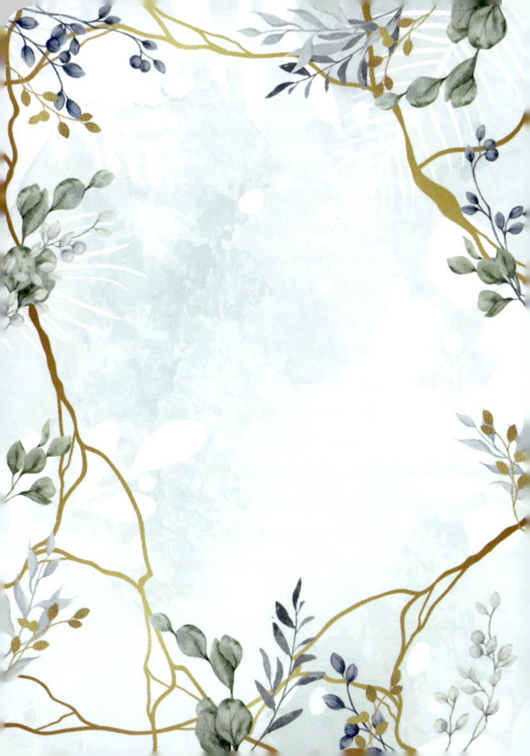

Diese Tage voller Magie und Zauber öffnen die Türen zu meiner Seelenwelt, wo meine innere Stimme darauf wartet, zu mir zu sprechen. Das Leben als perfekter Spiegel lädt mich zur Selbstreflektion ein.

Ich schaue nicht mehr weg und entlarve mein Verhalten als Ursache meines Alltags. Achtsamkeit begleitet mich durch den Tag.

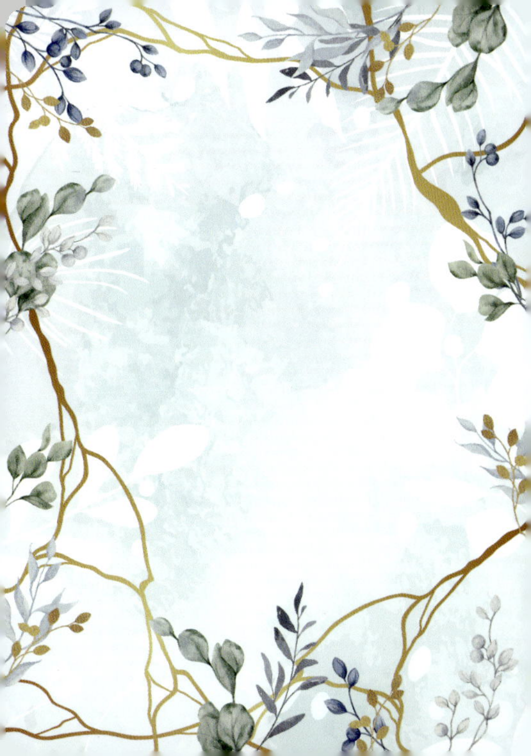

Der Zauber der Rauhnächte stärkt meine Intuition und Herzenskraft. Dem Verstand gönne ich eine Auszeit und ich besinne mich ganz auf die Momente der Stille, auf Geistesblitze und spontane Eingaben.

Ich erlaube mir, mich zu spüren und spontan zu sein. Ich befriedige meine Bedürfnisse und schenke mir Zeit und Aufmerksamkeit.

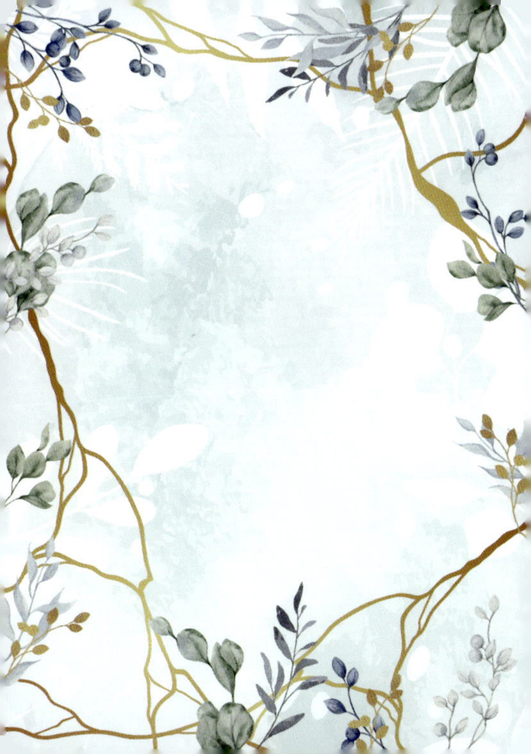

Jedes Ereignis und jede Begegnung will mir etwas sagen. Sie entsprechen mir und sprechen zu mir. Vielleicht erkenne ich nicht, was mir das Leben damit sagen will, und verstehe es nicht. Das spielt keine Rolle.

Ich vertraue dem Leben, dass es mich nicht vor Aufgaben stellt, die sich nicht lösen lassen. Ich habe die Stärke, jede Herausforderung zu meistern.

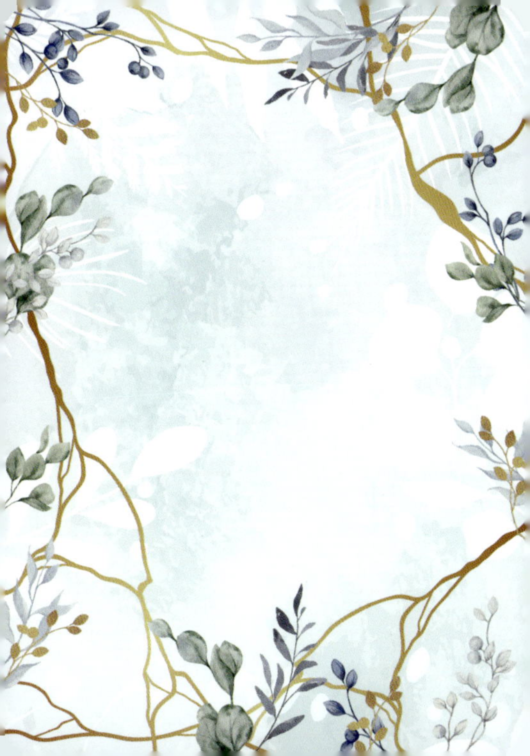

Ein Attribut der Rauhnächte ist die Befreiung von Altlasten. Veränderung beginnt immer in einem drin. Wenn ich entrümple, mir die Haare schneide oder mein Leben auf den Kopf stelle, ist das immer die Folge einer inneren Wandlung.

Ich folge meiner Transformation mit aktivem Tun und gebe mein Bestes.

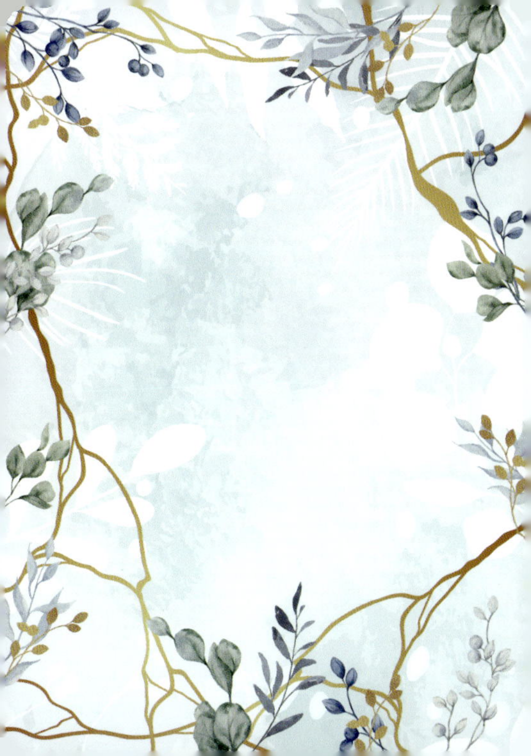

Sobald die Rauhnächte einkehren, wird der Schlaf unruhiger und es wird vermehrt und intensiver geträumt. Es empfiehlt sich, abends bei einem guten Buch zu entspannen und sich bewusster auf den Schlaf vorzubereiten. Da in dieser Zeit die Empfindsamkeit steigt, nehme ich mir viel Zeit, um meine Gefühlswelt neu zu entdecken und zu erforschen.

Kompromisslos gönne ich mir die Ruhe, die ich für richtig halte.

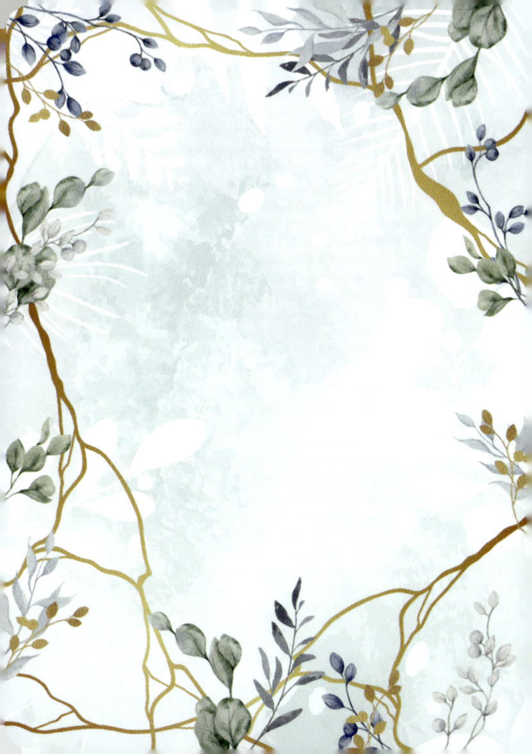

Die Intensität der Rauhnächte ist auch eine Einladung zur Besinnung. Wie wichtig ist mein Leben? Ist es wichtiger als das meiner Mitmenschen? Im Wir-Gefühl entdecken wir ungeahnte Kräfte. Dass jedes Lebewesen dieselben Rechte und denselben Wert hat, gilt es zu realisieren.

Ich bin dankbar für das Privileg meiner Herkunft. Wir haben keine Wahl, aber wir haben die Liebe, um für andere da zu sein.

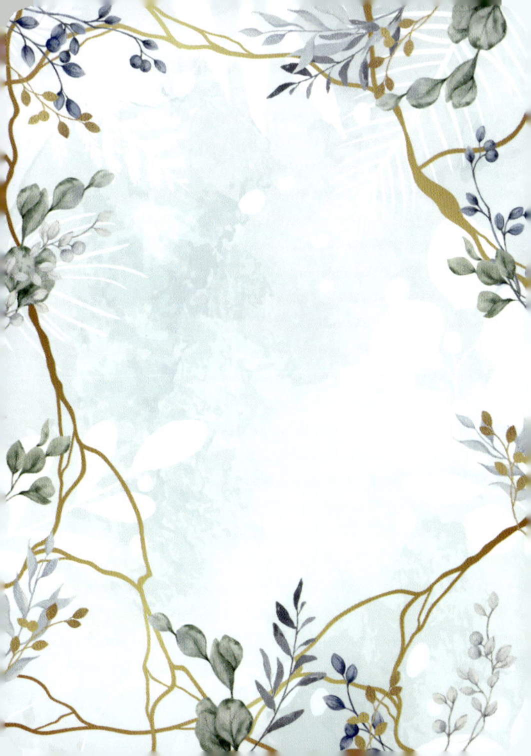

Die Rauhnächte werden auch als heilige Nächte bezeichnet. Ich halte nach meinen Wurzeln Ausschau und gehe in mich, um verborgene Kräfte aufzuspüren. Das Ego führt mich immer wieder von meinem Ursprung weg und hält mich dort fest, wo Kummer entsteht. Mein höheres Selbst verbirgt sich hinter der Fassade des Egos.

Ich wende mich einmal täglich mir selbst zu und erforsche mein Empfinden.

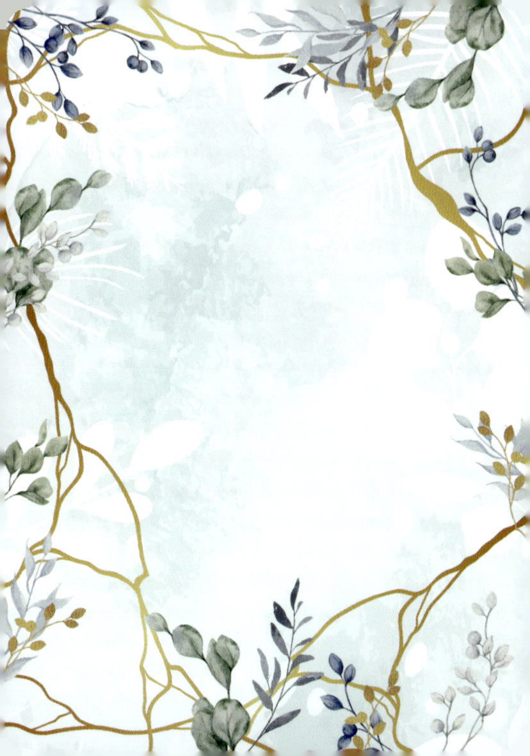

Ob Kirchengeläut früher dafür eingesetzt wurde, um negative Mächte fernzuhalten? Raketen und Böller kamen später hinzu und halten sich trotz des Gegenwinds weiterhin hartnäckig über Wasser. So ist es auch mit Gewohnheiten.

Ich lasse sie hinter mir, indem ich mir ihrer bewusstwerde, und ich achte auch darauf, was Menschen und Tieren guttut und was nicht.

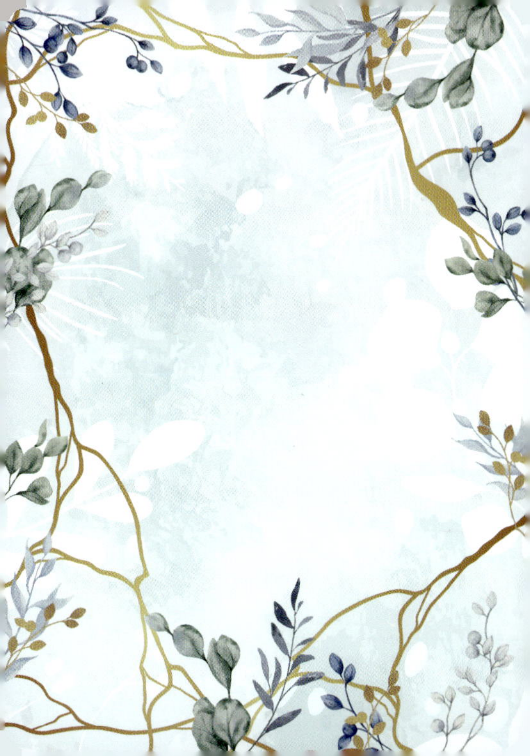

Um in dieser rauen Zeit Stürme zu besänftigen, wurden früher Opfergaben dargebracht. Essen wurde unter einen Baum oder vor eine Türe gestellt und weiße Wäsche wurde nicht gewaschen oder aufgehängt.

Auch die liebe Frau Holle ist Teil dieser Legenden. Ob du an Märchenfiguren glaubst oder nicht, glaube an dich! Was auch immer du zu deiner Realität erklärst, prüfe es!

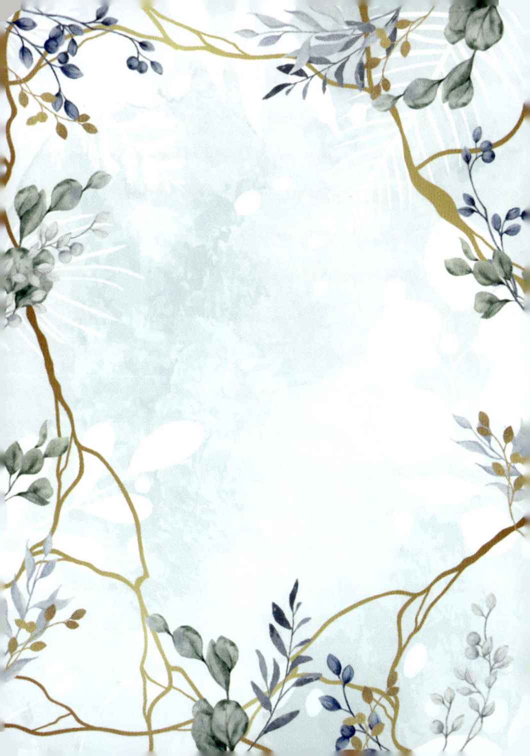

Mit dem Tageslicht kehrt die Aktivität zurück, die dazu befähigt, sich neuen Aufgaben zu stellen und sie zu lösen. Tagtäglich gibt es neue Herausforderungen, vor die uns das Leben stellt. »Schwierigkeiten« werden sie von denjenigen genannt, die dagegen steuern oder etwas anderes wollen.

Ich begegne ihnen mit Kreativität und Einfallsreichtum, weil sie mich stärken und reifen lassen.

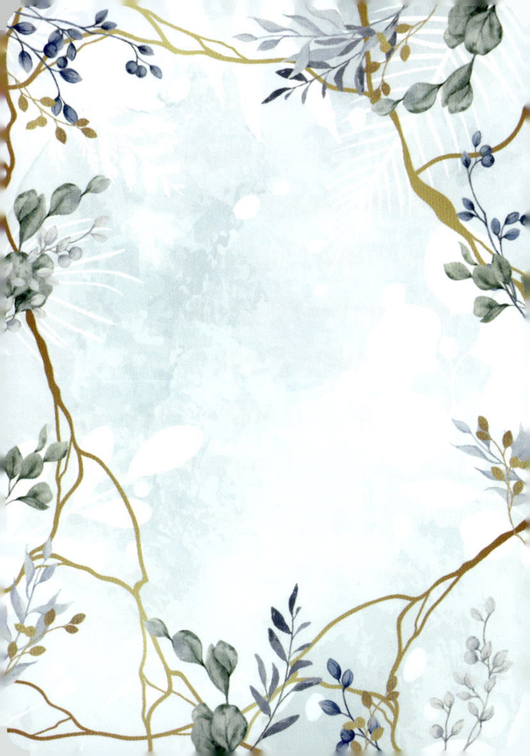

Nehmen Wut und Schmerz Überhand, sollte der gewohnte Blick nach Außen ins Innere verlagert werden. Dann gilt es, mit dem inneren Auge mutig die dunklen, verschlossenen Kammern auszuleuchten.

Direktes Hinschauen gleicht einem Sonnenstrahl, der Verletzungen aufdeckt und ausheilen lässt. Deshalb nehme ich mir die Zeit, mich mir selbst zu widmen.

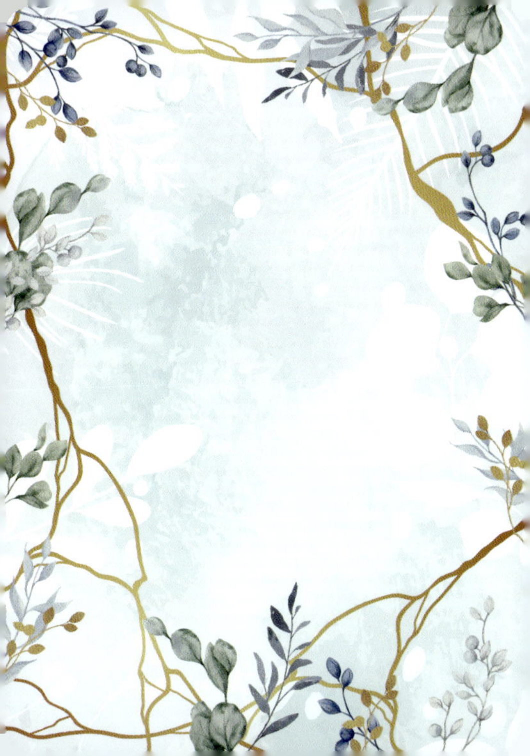

Zinngießen oder auch Wachsgießen mit fantasievollen Interpretationen hat durchwegs seinen Charme. An Silvester zelebriere ich diesen Brauch mit Freunden oder der Familie.

Was ich im Gegossenen sehe, zeigt mir versteckte Wünsche und Ziele auf. Die Fantasie ist etwas Wundervolles und verleiht mir Flügel.

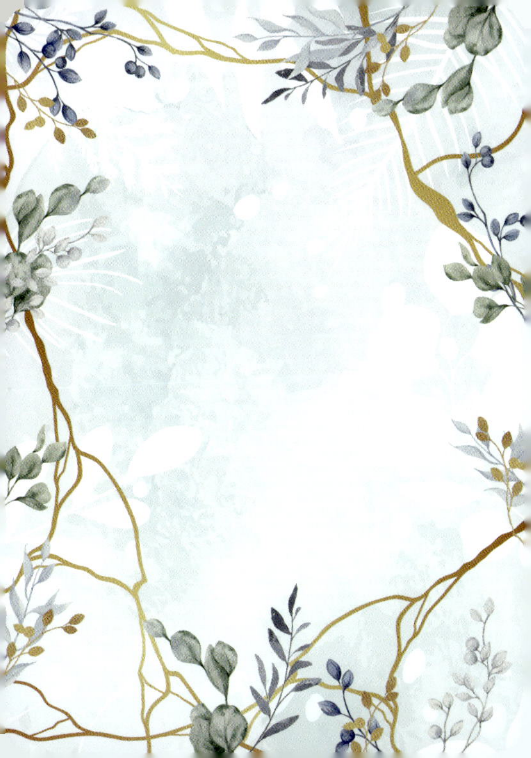

Die Anzahl der zwölf heiligen Rauhnächte findet ihren Ursprung im Jahreszyklus: Jede Nacht steht für einen der Monate des Folgejahres. Eine magische Zahl, die gewissermaßen durch die Natur vorgegeben ist. Die 13 als Unglückszahl ist eher ein Aberglaube. Sie steht für Umbruch, was wiederum zu den Rauhnächten führt.

Die Transformation der Erde ist in vollem Gange und ich bin dankbar, ein Teil davon zu sein.

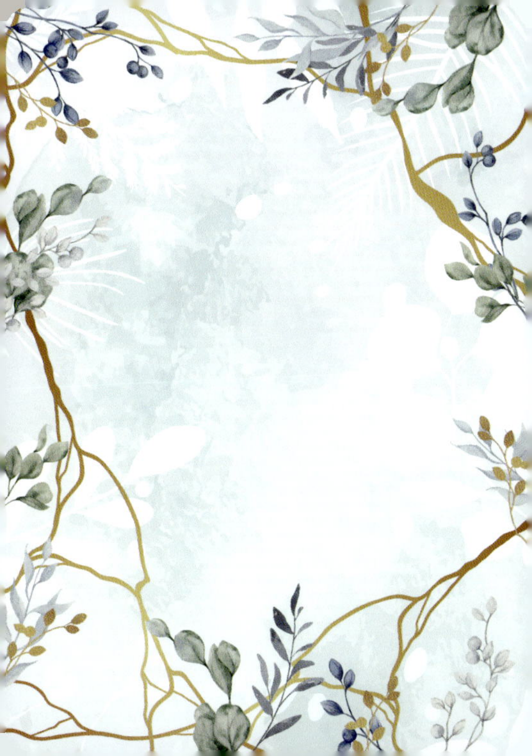

Erfüllte Wünsche sind die Ernte, deren Saat ich aussäe. Zum Jahreswechsel mache ich mir bewusst: Jeder Augenblick kann ein unsichtbarer Umstand meiner Zukunft sein.

Ich achte darauf, jeden Moment bewusst zu gestalten und zu erfahren. Je bewusster ich bin, umso reicher und harmonischer wird meine Ernte sein. Je mehr Gutes ich aussende, umso leichter wird mein Alltag sein.

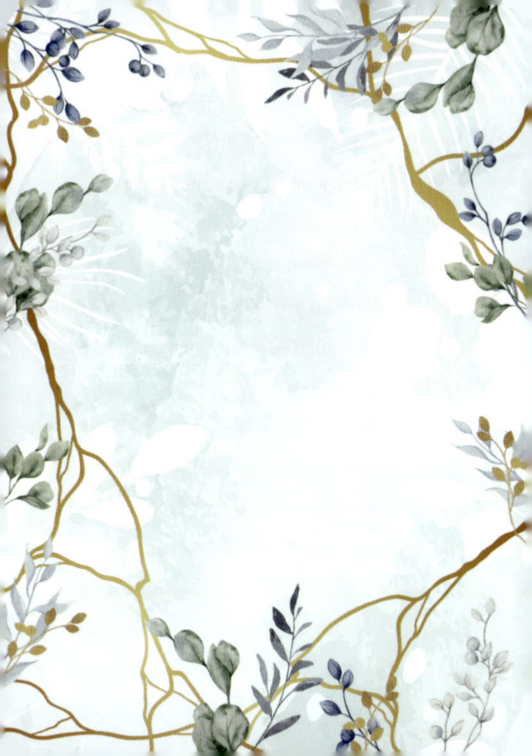

Die Sprache der Natur ist symbolisch zu verstehen und hat etwas zu bedeuten. Wenn Blumen verwelken und Blätter abfallen, steht ein Rückzug an. Oft stimmt uns diese Zeit melancholisch und depressiv. Das fehlende Sonnenlicht und Nebel setzen uns zu.

Ich folge der Natur, denn allumfassende Lebenskraft ist auch in beschwerlichen Umständen vorhanden. Ich beobachte die Natur und nutze ihre Zeichen.

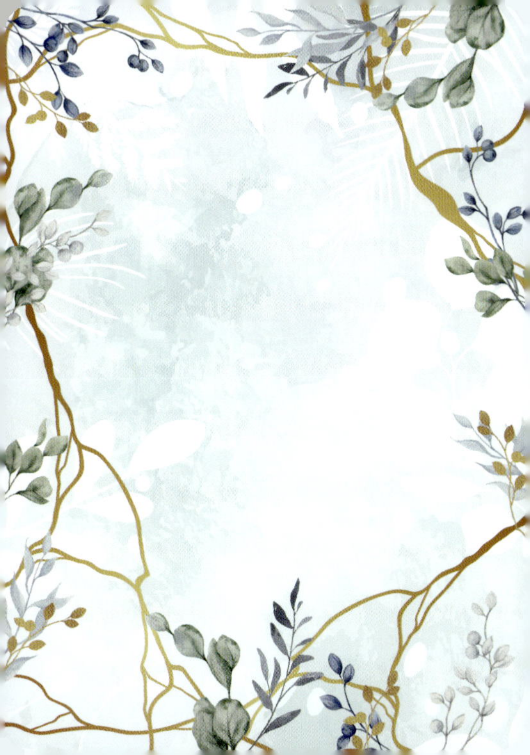

Ich bin dankbar für die wegweisenden Impulse, die mir die Rauhnächte aufzeigen. Den Rückzug und das Kräftesammeln der Natur während der kalten Jahreszeit sehe ich als Wink zum Nachahmen und als Inspiration. Diese wertvolle Zeit der Einkehr und Besinnung nutze ich für eine Neuausrichtung.

Ich warte nicht auf Veränderung, sondern ändere die Umstände, indem ich sie weglasse oder optimiere.

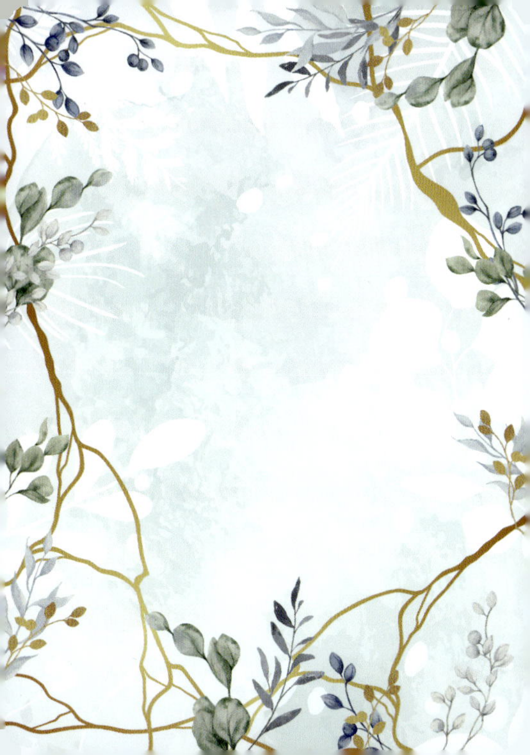

Der Geruch von Weihrauch kann Erinnerungen aber auch Neugier wecken. Ein gesundes Maß an Neugier zeugt von Aufgeschlossenheit. Der Geruch fühlt sich lebendig an und tut meiner Seele gut. Entspannt atme ich ihn ein. Er vertreibt den Missmut, der die Fenster zu meinem Herzen verschließt.

Ich öffne sie bewusst im geistigen Bild und spüre die reinigende Wirkung.

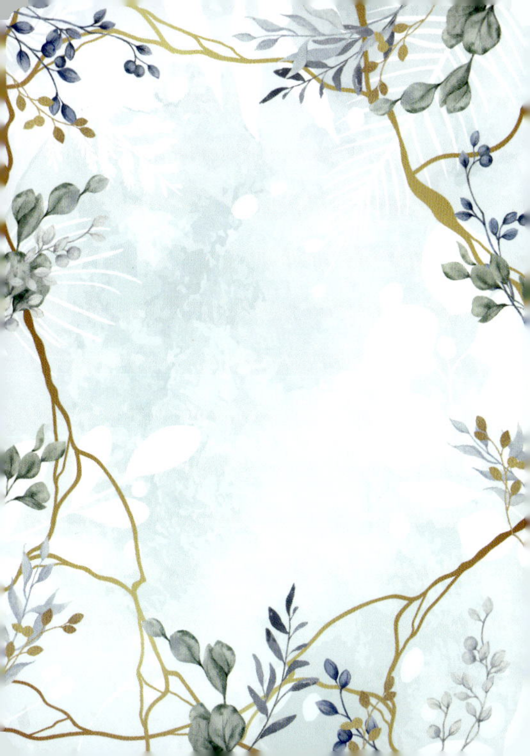

Gebete oder Mantras können, wenn regelmäßig angewandt, Mut und Vertrauen schenken und innere Fesseln sprengen.

Mit lauter Stimme richte ich die Aufmerksamkeit auf meine Worte und gehe über sie hinaus. Ich konzentriere mich auf den Ort, wo die Stimme herkommt, und genieße das Gefühl, meinem Ursprung nahe zu sein. An diesem friedvollen Ort kann ich mich von Grübeleien und Turbulenzen erholen.

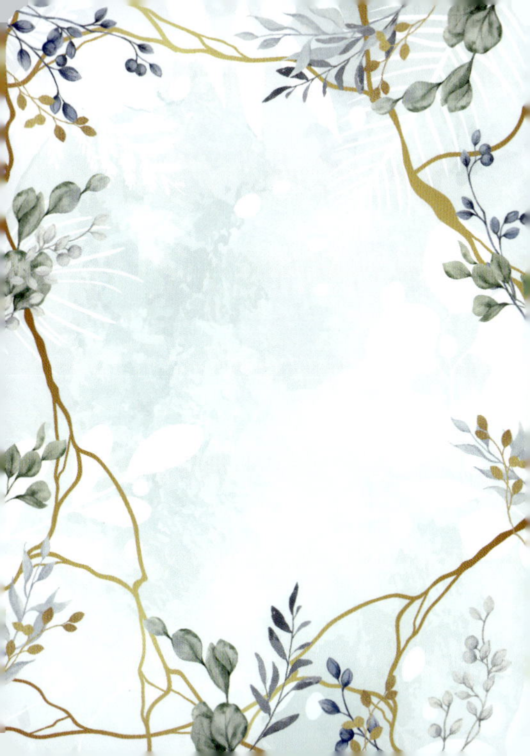

Dass Rauhnächte mittlerweile intensiver zelebriert werden, zeigt, dass wir uns wieder für Unsichtbares öffnen und für Anderswelten interessieren. Faszinierende Traditionen erinnern daran, dass unsere Vorfahren ein anderes Verhältnis zur Mystik und zur Natur hatten. In der Natur wird der Kopf frei, wir finden Ruhe und Gelassenheit.

Ich suche, wann immer möglich, den Wald auf, um ihn mit allen Sinnen zu erleben.

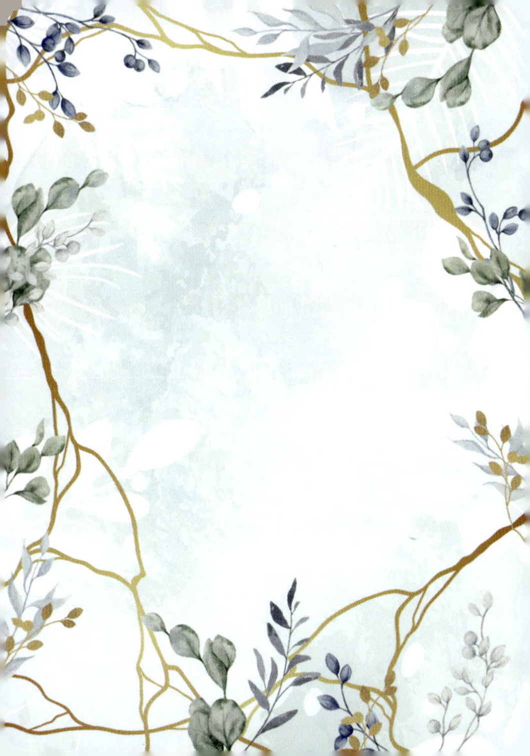

Während der Rauhnächte sind spirituelle und intuitive Wahrnehmungen besonders ausgeprägt. Die Intuition fristet in der Regel ein Stiefkinderdasein, da zweckgerichtetes Denken das Zepter fest in seinen Händen hält. Jetzt ist der richtige Zeitpunkt, um das zu ändern.

Ich lasse es nicht mehr zu, dass der Kopf spontane und erlösende Impulse übergeht. Mein Herz entscheidet!

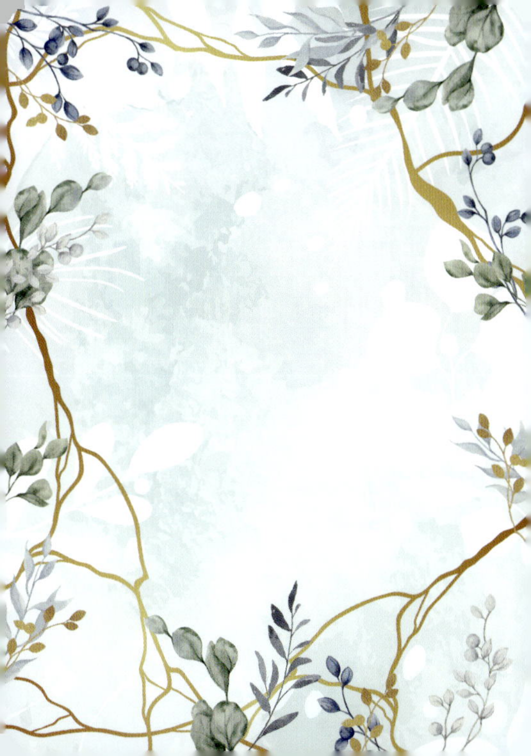

Eine besondere Verbindung zu den Tieren besteht nicht nur in den Rauhnächten. Wer entdeckt, dass alle Lebewesen gleichwertig sind, wird Tiere anders wahrnehmen. Sie sind auf Schutz angewiesen und haben Respekt und Fürsorge verdient. Mutterliebe ist bei Mensch und Tier gleichermaßen: zärtlich und voller Wärme.

Ich verbinde mich mit der Seele der Tiere und spüre sie.

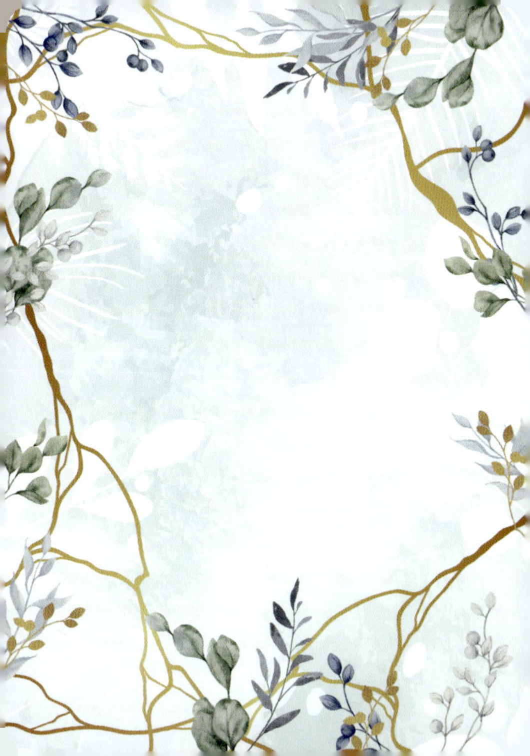

In dieser speziellen Zeit der Reinigung gilt: Ausmisten, Loslassen und sich neu sortieren. Während der Verstand von überholten und schweren Gedanken gereinigt wird, beginnt für den Körper nach den Rauhnächten eine 21-tägige Kur. In einer Art vorgezogenen Fastenzeit wird auf Milchprodukte, Weißmehl, Zucker und Alkohol verzichtet.

Ich überwinde meinen inneren Schweinehund – aus Liebe zur Gesundheit.

Endlich sind die Rauhnächte wieder da. Es gibt unterschiedliche Angaben, wann genau sie starten – für mich beginnt der zauberhafte Spuk der ersten Rauhnacht am 24. Dezember und endet am 5. Januar, jeweils um Mitternacht. Die energetisch stärksten Tage im Jahr sind die Sonnenwende, der 21. Juni als längster Tag im Jahr, und der 21. Dezember als kürzester. Werden die Nächte länger, braucht es mehr Licht. Früher gab es nur Kerzen und vielleicht hat ihre Magie etwas dazu beigetragen, sich vermehrt unsichtbaren Welten und Bräuchen zuzuwenden? Die Magie ist geblieben. Lass dich entführen und verzaubern.

Schulden begleichen

Jeder verfügt über ein seelisches Schuldenkonto. Mit guten Taten zahlst du ein, mit schlechten Taten wird etwas abgebucht. Mit Gedanken, Gefühlen und Worten verhält es sich ebenso. Du siehst, wie auf deinem Konto die Zahlen in hoher Geschwindigkeit hin und her springen. Nicht nur hier solltest du darauf achten, ausgleichend zu wirken, auch deine irdischen Schulden solltest du begleichen. Gib Ausgeborgtes zurück und begleiche offene Rechnungen, um das neue Jahr unbelastet zu beginnen. Das tut dem Gewissen und dem Schuldenkonto gut.

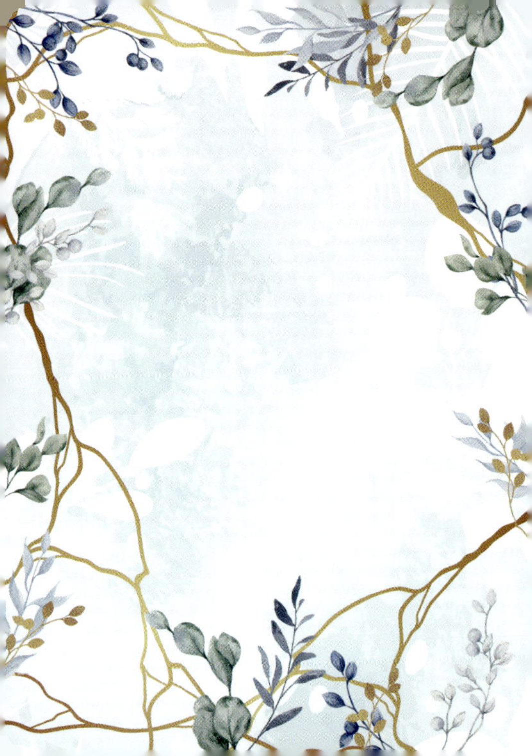

Sorgenfresser

Als Kind hatte ich einen Plüschhund. Auch einem erwachsenen Menschen kann warm ums Herz werden, wenn sich das Kind in ihm regt. Als die Sorgenpüppchen aufkamen, musste ich mir sofort eines besorgen. Der Verkäuferin sagte ich, es wäre für den Sohn eines Bekannten, was natürlich gelogen war. Hinter dem Reißverschluss ließ ich einen kleinen Zettel verschwinden, dessen Bitte ich irgendwann vergessen hatte. Sieben Jahre später nahm ich es zur Hand, das Problem hatte sich gelöst. Wer auch immer dafür verantwortlich war, so ein Rauhnacht-Püppchen kann auch dir Freude bereiten.

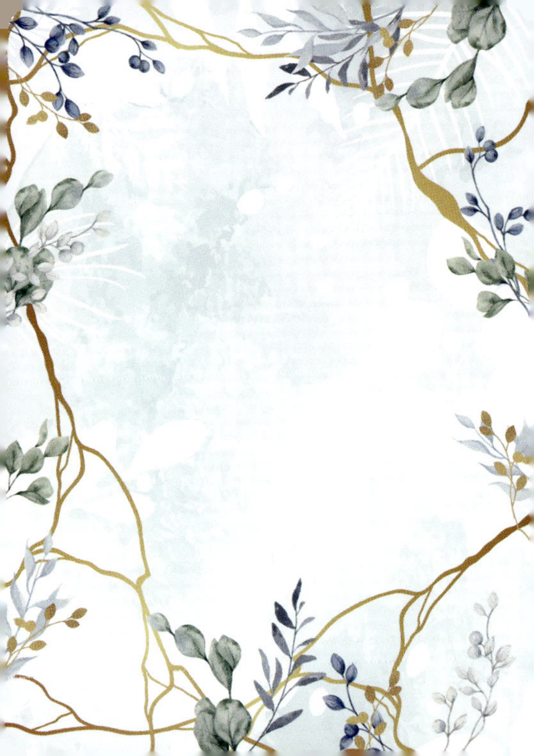

Ausmisten und Ordnung schaffen

Aufräumen kann man an vielerlei Orten: im Herzen, in der Gefühlswelt, im Kopf, im Haus, in den Schränken, in Beziehungen, im Computer und im Handy. Entrümpeln sollte man am besten vor den Rauhnächten, so sagt man. Dass es währenddessen Unglück bringen soll, kann ich jedoch nicht bestätigen. Als ich während der letzten Rauhnächte aufräumte, fand ich ein Kuvert mit Geld und einen Brief, durch den eine alte Freundschaft wieder aufgeblüht ist. Schaffe Ordnung, die dir guttut – physisch, psychisch oder auch digital.

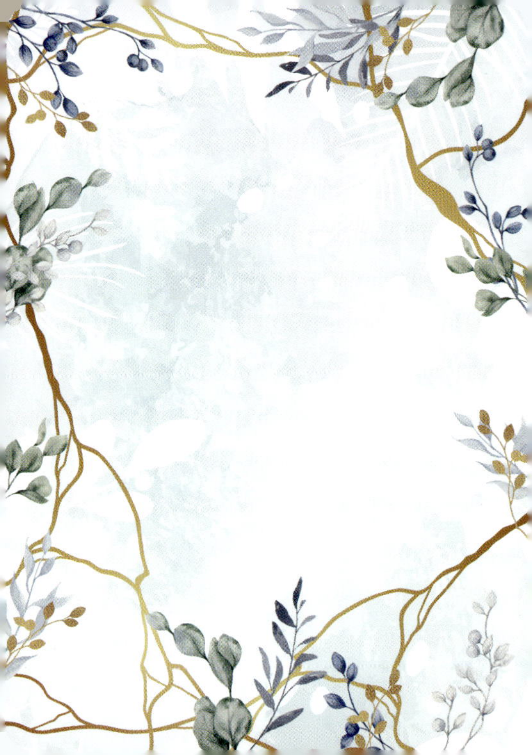

Wo bist du?

Liebeszauber-Rituale küren Rauhnächte zu wahren Highlights. Sobald du selbst ein idealer Partner bist, kann ein idealer Partner in dein Leben treten. Schreib auf, was du alles für ihn tun möchtest. Wer sich selbst nicht zu wichtig nimmt, hat beste Chancen, seinem Lieblingsmenschen zu begegnen. Falte den Zettel sechs Mal, binde eine Schleife darum und lege ihn in der Nacht vom 30. auf den 31.12. ins Fenster. Lass ihn dort bis zur letzten Nacht liegen und dann verbrenne ihn um Mitternacht. Das geöffnete Schleifchen legst du sichtbar zur Seite. Es soll dich daran erinnern, dass jemand aus freien Stücken zu dir finden soll.

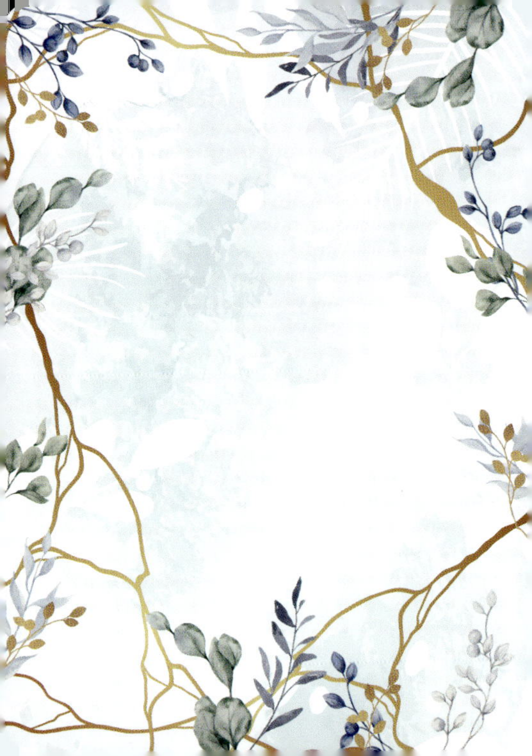

Nimm Träume nicht mit in den Tag!

Träume mögen einen Einfluss darauf haben, wie unser Leben verläuft, aber wie deutet man sie richtig? In der Nacht werden alle Eindrücke verarbeitet, die wir tagsüber gewonnen haben. Im digitalen Zeitalter, wo die Informationsflut zunimmt, darf man sich nicht über konfuse Träume wundern. Man sagt, dass wenige begnadete Menschen in der Nacht Karma abtragen und ihre Lasten rascher erlöst werden. Ein Traumtagebuch zu führen ist heikel, da man in jeden Traum etwas Negatives hineininterpretieren kann und sich zusätzlich belastet.

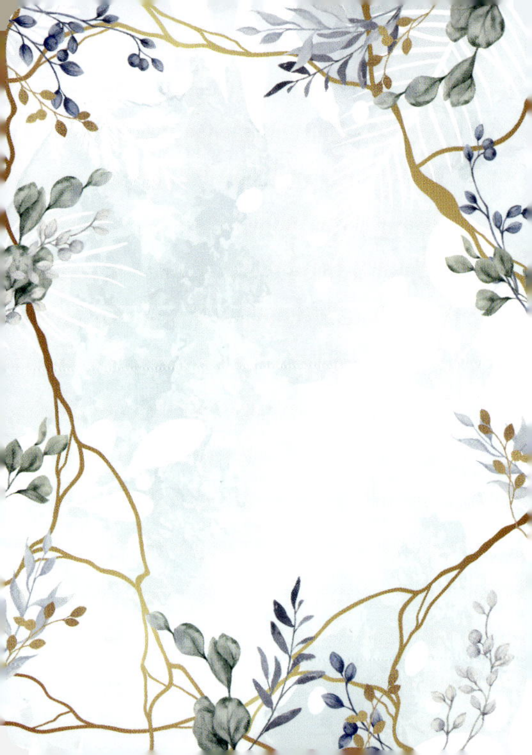

Losnächte ...

... bieten sich auch zum Loslassen an, aber die Silbe »los« bezieht sich hierbei auf »losen«, womit Bestimmung und Schicksal gemeint sind. Nutze die Zeit, um zu reflektieren und die Bedeutung des neuen Jahres zu ergründen. Wenn alles die Wirkung einer Ursache ist, hilft es, nicht nur die vermeintlichen Ursachen, sondern vor allem dich selbst zu erforschen. Ohne dich gäbe es ja deine Lebensumstände nicht. »Was ist mein Los? Wer beeinflusst es?« Antworten kannst du nur in dir selbst finden, denn nur der Weg nach innen gibt die Geheimnisse des Lebens preis.

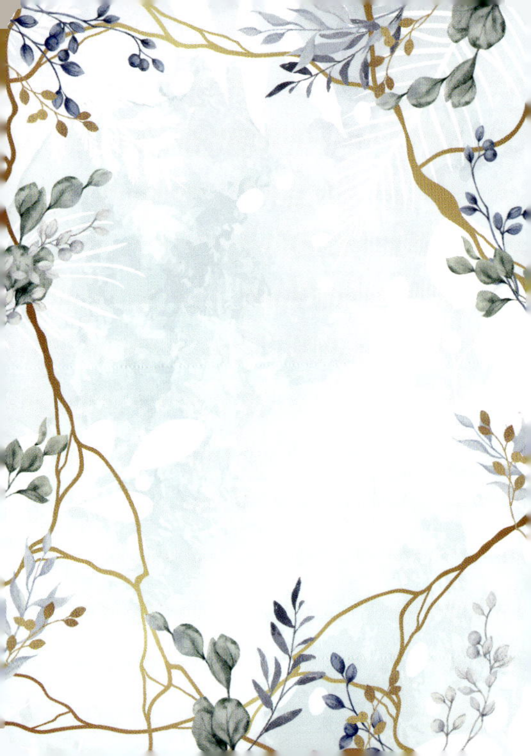

Glockengeläut

Das Läuten einer Glocke hat etwas Beruhigendes, aber auch Geheimnisvolles. Beim Brauch des Glöckelns wurden mithilfe großer Glocken die bösen Geister vertrieben. Die Jungen, die loszogen, wurden oft von Krampussen oder Perchten begleitet, um das Vorhaben als Schreckgestalt zu unterstützen. Früher versuchte man damit nicht nur Dämonen, sondern auch Stürme zu vertreiben. Die Lebensstürme aber sind dem Menschen geblieben. Sind deine Lebensstürme wirklich schlimm oder ist die hohe Windstärke nur eine Frage deiner Interpretation? Meditiere darüber und hintersinne, um Frieden zu finden.

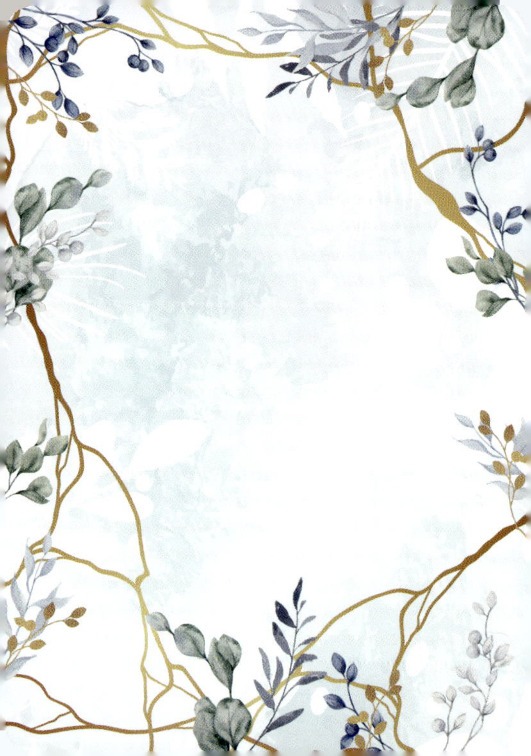

Du wirst gesehen

Das Geheimnisvolle ist nur so lange geheimnisvoll, bis man es entschleiert. Apropos Schleier: Viele vergessen, dass die Eleganz und Festlichkeit zu den Rauhnächten unbedingt aufleben muss. Kleide dich schön, tue deinem Äußeren Gutes, setze es in Szene, pflege dich. Tu dir Gutes und strahle Innen sowie Außen! Du bist nie unbeobachtet. Zuhause spielt es keine Rolle, wie man sich kleidet und lebt? Fehlanzeige! Das allsehende Auge ist überall. Erinnere dich stets daran, dass nichts, was du tust, unbeobachtet bleibt. Das führt zu mehr Achtsamkeit im Leben.

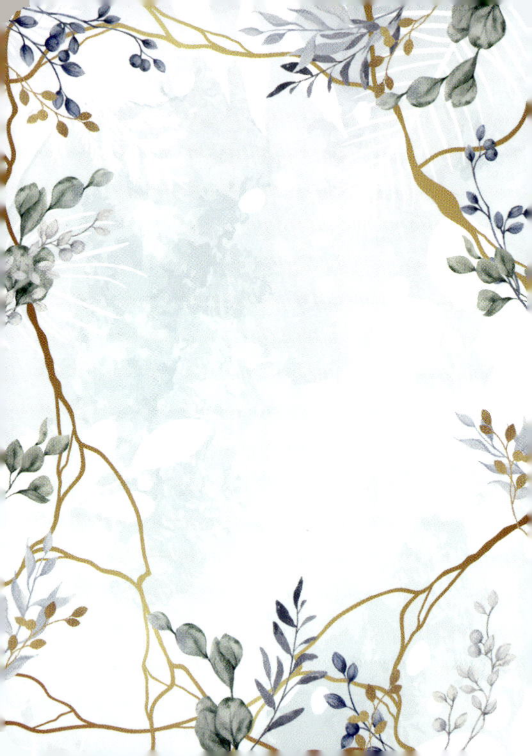

Affirmationen

Die Narben des vergangenen Jahres sind verheilt, die Zeit ist reif, um weiterzuziehen. Ich bin bereit, frei von Vorbehalten in das neue Jahr zu starten.

Erfahrungen haben Ängste und Unsicherheit mit sich gebracht. Furchtlos schaue ich sie an und schenke ihnen keine Aufmerksamkeit mehr. Ich schaue auf das Positive und blicke voller Zuversicht in die Zukunft.

So wie ein Schmetterling aus dem Kokon schlüpft, durchbreche ich alte Gewohnheiten und Muster. Ich entscheide mich nicht gegen das alte, sondern bewusst für ein neues Verhalten im neuen Jahr.

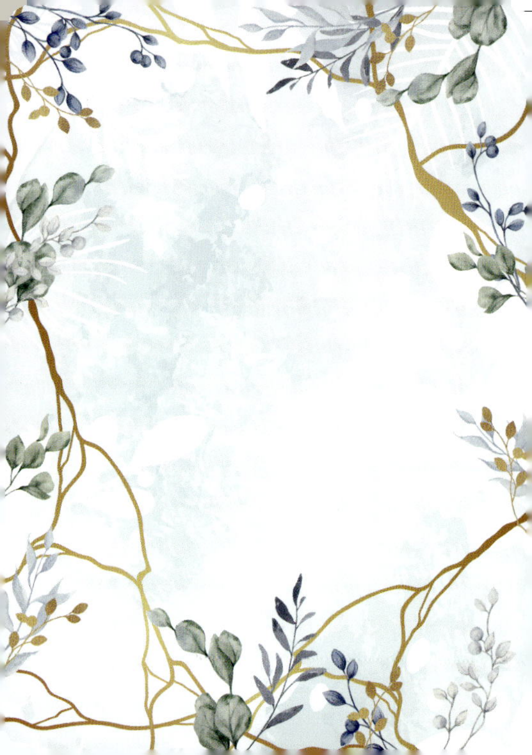

Vorbereitung ist alles

Welche Utensilien möchtest du für die bevorstehenden Rauhnächte bereitlegen? Welche Vorbereitungen willst du treffen? Gibt es Unerledigtes?

- lege bereit: Kerzen, Streichhölzer, feuerfeste Gefäße, Räucherutensilien wie getrocknete Kräuter, Harze, Räucherwerk, Räucherkegel oder -stäbchen, Traumfänger, Sorgenpuppen, Runen, Karten wie Tarotkarten, Symbolkarten, Tagebuch, Notizblock
- Internetseitenbesuche mit div. Angeboten zu Orakel- oder Traumdeutung
- erstelle Listen mit offenen Rechnungen, Arbeiten, Aufgaben und Belastungen (physisch und mental)

Balance trifft Körper und Geist

Dem wilden Durcheinander in der Gedanken-, Gefühls- und Seelenwelt kannst du entgegenwirken, indem du die kraftvollen Rauhnächte dazu nutzt, zu entschleunigen. Eine Möglichkeit: Körper und Seele in Einklang bringen. Yoga oder Meditation eignen sich bestens, um runterzukommen. Zugegeben, Erleuchtung kann nicht erwartet werden, doch Konzentration auf eine Sache bringt den Verstand dazu, still zu werden. Wenn du das erreichst, hast du viel erreicht, denn ein stiller Kopf sorgt für weniger Probleme.

Überlege dir gut, was du dir wünscht, es könnte in Erfüllung gehen

Die Glückszahl 13 bietet sich für ein altbekanntes Ritual an. Und so geht's:

Schreibe 13 Wünsche auf 13 Zettel und beginne in der Nacht vom 24. auf den 25. Dezember damit, den ersten zu verbrennen. Nimm dein Leben selbst in die Hand, so, wie du es am Ende der Rauhnächte mit dem 13. Zettel tust, ohne ihn zu zerstören. Lies ihn, visualisiere ihn und lass den Inhalt los. Auch wenn du dieses Ritual schon kennst, ist das kein Grund, es dieses Jahr zu ignorieren.

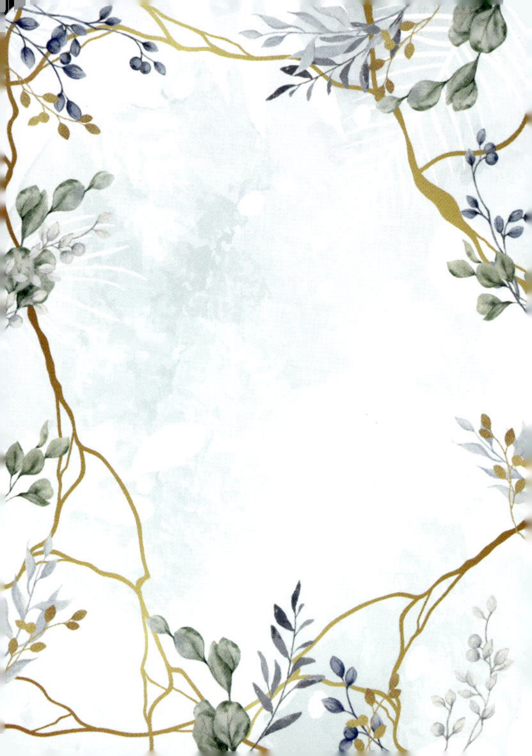